AF609549

T
b
29
46.

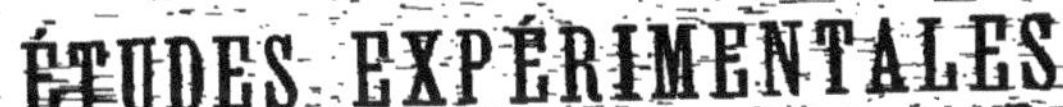

ÉTUDES EXPÉRIMENTALES

SUR

LA DIGESTION

PAR

Th. DEFRESNE

PHARMACIEN DE PREMIÈRE CLASSE, EX-INTERNE DES HÔPITAUX,
LAURÉAT DE L'ÉCOLE DE PHARMACIE

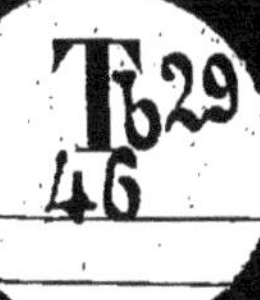

PUBLICATIONS DU MÊME AUTEUR

Sur la Pancréatine, étude de chimie physiologique. Paris, 1872, in-8°. — J.-B. Baillière et fils, rue Hautefeuille, 19.

Recherches expérimentales sur le rôle physiologique et thérapeutique de la Pancréatine. Paris, 1875, in-16, de 104 pages. — A. Delahaye, place de l'Ecole-de-Médecine.

Contributions à l'étude de la Pancréatine. Paris, 1878, in-8°, de 24 pages. — Berger-Levrault et Cie, rue des Beaux-Arts, 5.

Falsification de la Pancréatine. Répertoire de chimie et de pharmacie. Tome VI, n° 4, avril 1878.

ÉTUDES EXPÉRIMENTALES

SUR

LA DIGESTION

ÉTUDES EXPÉRIMENTALES

SUR

LA DIGESTION

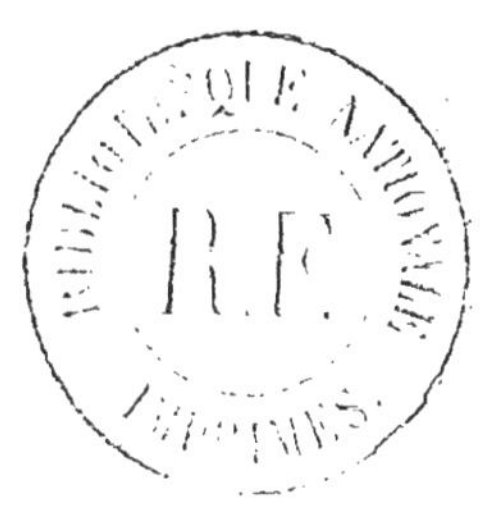

PAR

Th. DEFRESNE

PHARMACIEN DE PREMIÈRE CLASSE, EX-INTERNE DES HOPITAUX,
LAURÉAT DE L'ÉCOLE DE PHARMACIE

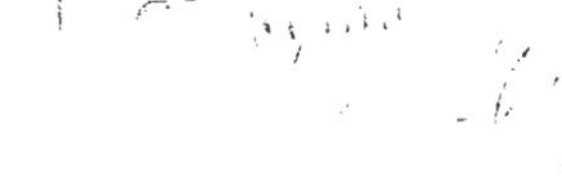

PARIS

J.-B. BAILLIÈRE ET FILS
19, RUE HAUTEFEUILLE

1880

AVANT-PROPOS

Ce mémoire est le développement et le complément naturel d'un premier travail paru en 1872, donnant l'explication des expériences en apparence contradictoires, de L. Corvisart et Cl. Bernard. Nous commencions, dès cette époque, à faire des digestions artificielles dans le suc gastrique mixte.

Ce travail ne souleva pas de contradicteurs, et dès lors, la Pancréatine prit place dans la thérapeutique.

Le 12 août 1879, M. Vulpian lut à l'Académie de Médecine une note : *Sur l'action des ferments digestifs employés dans le traitement de la dyspepsie*, à l'occasion d'un travail de M. Mourrut, intitulé : *Recherches sur les digestions artificielles*. — (Bulletin de l'Académie de Médecine, 2e série, tome VIII, 1879, page 901).

Les expériences de M. Mourrut nous parurent si peu physiologiques que nous crûmes devoir préparer un mémoire qui résumerait nos expériences anciennes et celles suggérées par la circonstance que nous venons de mentionner.

Ce nouveau travail a été présenté : à l'Institut (Académie des sciences), par M. Chatin, dans la séance du 3 novembre (Comptes rendus T. LXXXIX, 1879, page 737), et à l'Académie de médecine par M. Béclard, dans la séance du 4 du même mois,— (Bulletin de l'Académie de médecine, 2e série, tome VIII, 1879, page 1116).

Nous avons pensé que ce mémoire intéresserait les physiologistes et les médecins, et nous l'avons fait imprimer pour le soumettre à leur jugement et à leur expérimentation.

T. D.

ÉTUDES EXPÉRIMENTALES

SUR

LA DIGESTION

I

Considérations générales sur la digestion stomacale et la digestion duodénale.

Le phénomène de la digestion a certainement été un des premiers qui ait frappé l'observateur adonné à l'étude des lois de la vie.

Les anciens admettaient que les aliments subissent, dans le tube intestinal, des modifications particulières, permettant à ces aliments de devenir aptes à la nutrition; mais l'insuffisance des notions anatomiques et le défaut absolu d'une méthode expérimentale rigoureuse, leur firent émettre des théories qui ne méritent plus d'être mentionnées.

Les premières études scientifiques sur la digestion datent de 1667. Elles portent naturellement sur l'estomac et spécialement sur la force musculaire de ce viscère; mais il faut attendre les travaux de Réaumur, Spallanzani, Leuret et Lassaigne, Tiedmann et Gmelin, Beaumont et Blondlot, pour connaître les phénomènes chimiques qui s'y accomplissent.

De nos jours, les travaux de MM. Schiff (1) et Richet (2) ont beaucoup contribué à faire connaître la digestion stomacale, et l'on peut dire que les grandes lignes commencent à en être nettement définies et généralement admises. Cependant il reste encore bien des sujets d'étude pour l'expérimentateur dans ces phénomènes toujours identiques et toujours changeants; par exemple : l'étude des modifications chimiques et physiologiques qu'occasionne la nature de l'acidité entre le suc gastrique pur et le suc gastrique mixte, ne semble pas avoir frappé l'attention autant qu'elle le mérite.

Tandis que les fonctions de l'estomac étaient ainsi étudiées, la digestion duodénale avec la bile et le suc pancréatique pour principaux agents, plus difficile à prendre sur le fait, était à peine soupçonnée. En 1827, Tiedmann et Gmelin ouvrirent la carrière; après eux, Purkinje et Pappenheim reconnurent que le suc pancréatique acidulé constituait un dissolvant énergique des matières albuminoïdes. Corvisart, bientôt après, étudia cette propriété remarquable; Magendie et Rayer, Bouchardat et Sandras, constatèrent la saccharification rapide de l'amidon, sous l'influence du suc pancréatique. Eberlé, en 1834, reconnut que le suc pancréatique émulsionnait les

1. *Leçons sur la physiologie de la digestion, faites au Muséum d'histoire naturelle de Florence*. In-8.

2. *Du suc gastrique chez l'homme et les animaux; ses propriétés chimiques et physiologiques*. Paris, 1878, in-8.

graisses et Claude Bernard, portant dans cette étude la perspicacité de son génie, reconnut que l'émulsion était accompagnée du dédoublement des corps gras.

Les études sur le suc gastrique, que nous avons pour ainsi dire sous la main, se continuent depuis deux siècles; — la digestion duodénale, plus difficile à prendre sur le fait, n'a été étudiée que de nos jours. On peut donc avancer sans témérité que plusieurs côtés de ce problème sont restés dans l'ombre. Cette conviction nous a conduit à diriger nos études vers cette question.

Jusqu'à ces derniers temps, les propriétés de la salive, du suc gastrique, de la bile, du suc pancréatique ont été étudiées indépendamment les unes des autres; le besoin de synthétiser les résultats obtenus se fait sentir. Il est même absolument nécessaire, pour étudier la digestion pancréatique, de coordonner les effets de ces différents agents et de connaître l'action réciproque qu'ils exercent l'un sur l'autre.

Il est aussi de la dernière importance de bien délimiter la question, de mentionner scrupuleusement l'espèce animale qui a servi de sujet d'expérimentation, et de ne pas reporter, sans réserve, les conclusions tirées des expériences ainsi faites, à une autre espèce animale. Il y a, en effet, des différences remarquables et imprévues entre le suc pancréatique d'un omnivore, d'un ruminant et d'un carnivore: nous l'établirons dans un prochain mémoire. M. Richet de son côté, a constaté que le suc gastrique, sensiblement neutre chez la langouste, présente chez l'homme une acidité répondant en moyenne à 1 gr. 7 acide chlorhydrique par litre; chez les poissons, cette acidité est huit fois plus considérable et s'élève souvent à 14 gr. par litre.

Convaincu de l'importance de ces données nous avons étudié le suc gastrique chez l'homme et le suc pancréatique chez un omnivore comme lui, le porc. Dans les expériences artificielles sur l'action réciproque du suc gastrique et du suc pancréatique, la nature de l'acide joue un rôle capital; ce dernier ne doit donc pas être pris au hasard, et il est rationnel de se servir de suc gastrique mixte, pris quelque temps après le repas, c'est-à-dire de celui qui a été modifié par le mélange des aliments. Le suc pancréatique, en effet, ne rencontre que celui-ci, soit dans le processus de la digestion, soit dans le cas où l'art de guérir voudrait essayer d'aider, par son entremise, à la digestion stomacale.

La digestion est soumise aux mêmes lois que les phénomènes chimiques qui se passent dans les cornues et les alambics, et si le phénomène est complexe, il est de même ordre. Aussi, pensons-nous que l'expérimentateur doit apporter dans cette étude la même précision que dans une analyse chimique, qu'il doit laisser parler la balance plutôt que son appréciation personnelle, et que la méthode volumétrique doit rigoureusement remplacer la burette à acide, si dextrement maniée qu'elle puisse être.

Ces conditions doivent être remplies pour l'étude du suc gastrique et de la digestion stomacale, et il faut renoncer à l'étude de la digestion pancréatique, si elles ne sont pas scrupuleusement prises en considération.

Le suc pancréatique a l'habitude de trouver le travail largement préparé par la salive, le suc gastrique et la bile; celle-ci lui rend un double service, non-seulement par son alcalinité, mais par ses acides biliaires qui commencent l'émulsion des graisses. Toutes ces sécrétions divisent et pulpent les divers aliments ; elles sont, si j'ose m'exprimer ainsi, de véritables mâchoires, car un de leur rôle consiste à faciliter l'action du suc pancréatique. Ainsi la salive, pénétrant les matières amylacées, les saccharifie aux endroits imbibés, presque instantanément, et les pulpe par cela même. Le suc gastrique, par son acidité, gonfle le tissu conjonctif sur lequel il agit spécialement, selon Cl. Bernard; il se glisse entre les faisceaux fibrillaires, les peptonise partiellement, mais les désagrège toujours. La bile venant à rencontrer le chyme très-acide, le sature et cela, avec une précision pour ainsi dire mathématique, qui, si elle n'est pas réalisée amène une dyspepsie. La bile laisse au chyme une acidité à peine sensible aux réactifs; avec ses acides biliaires, qui par le fait même de cette saturation, ont été mis en liberté, elle émulsionne partiellement les graisses et les livre ainsi au suc pancréatique.

Celui-ci reçoit donc tous les aliments profondément élaborés ; mais si le suc pancréatique a l'habitude de rencontrer la besogne si bien préparée, il sait au besoin, dans une digestion artificielle, se passer de ses auxiliaires, si on a le soin toutefois, de broyer, de triturer l'albumine, de cuire l'amidon et de diviser la graisse : le travail est plus lentement, mais non moins bien fait. Une digestion artificielle, avec le suc pancréatique, doit durer huit heures ; tandis que, selon Corvisart, elle est dans le tube intestinal 5 à 6 fois plus rapide que la digestion gastrique. Le milieu d'une digestion pancréatique doit être si faiblement acide, que le ramener à la neutralité est le but vers lequel on doit tendre. Une propriété remarquable de ces différents agents de la digestion paraît aussi généralement ignorée ou méconnue, nous voulons parler de l'élasticité que possèdent la salive, le suc gastrique, la bile, le suc pancréatique en présence de l'acidité ou de l'alcalinité qu'ils rencontrent, soit accidentellement, soit d'une manière continue dans le tube intestinal : ainsi la salive, qui n'agit bien que dans un milieu alcalin ou à peine acide, dont l'action sur l'amidon est si courte et si fugace, perd toute activité dans le milieu stomacal relativement très-acide, pour la retrouver dans le duodénum à peu près neutre.

30 gr. salive saccharifient dans un milieu neutre 5 gr. 60 amidon.

30 gr. salive dans le milieu stomacal sont inertes.

Mais, si on vient à saturer le suc gastrique, ils saccharifient 5 gr. amidon.

Le suc gastrique neutre ou alcalin ne digère pas; l'acidité lui est-elle rendue, par l'entremise de l'acide acétique, tartrique ou phosphorique, son pouvoir digestif n'en reste pas moins paralysé en grande partie; si l'on régénère l'acidité avec l'acide lactique, la digestion marche bien ; enfin, si l'on emploie l'acide chlorhydrique, elle n'a plus de limites; mais, comme nous le verrons, ce n'est plus là une digestion.

La bile alcaline n'émulsionne pas ou émulsionne mal les graisses ; rendons-la faiblement acide, comme cela arrive dans le duodénum, sous l'influence du chyme, les acides biliaires sont mis en liberté et les graisses s'émulsionnent aussitôt d'une façon merveilleuse.

Le suc pancréatique lui aussi possède cette remarquable propriété ; les acides organiques, sarcolactique, lactique, tartrique, etc., ne l'altèrent pas ; il ne redoute que les acides minéraux, et, dans le chyme, il sommeille, pour se réveiller dans le duodénum à peine acide : mais c'est là l'objet de notre mémoire.

II

L'acide du suc gastrique est-il le même dans le suc gastrique pur et le suc gastrique mixte ?

Propriétés chimiques et physiologiques du suc pancréatique au sein du suc gastrique mixte.

On conçoit quelle importance il y a, au point de vue des digestions artificielles, soit avec la pepsine, soit avec la pancréatine, à connaître l'acidité du suc gastrique et à savoir quel est l'acide, ou les acides, qui la constituent, quand il est pur, ou lorsqu'il est mêlé aux aliments.

L'étude de l'acide libre du suc gastrique nous retiendra quelque temps; celle du ferment qu'il renferme ne sera pour nous qu'incidente, car son action sur le suc pancréatique est nulle, comme nous le démontrerons; les effets des deux ferments s'ajoutant. De prime abord, la détermination de l'acide libre ne paraît pas avoir une grande importance, puisque les acides tartrique, lactique, chlorhydrique, à des degrés différents, il est vrai, concourent à l'action de la pepsine; mais le problème est intéressant au point de vue de la nature des sécrétions, et il devient d'une importance capitale, quand il s'agit de la digestion pancréatique ou duodénale.

Il y a, dans les opinions émises au sujet du suc gastrique, une divergence complète entre les physiologistes. Les uns admettent qu'il doit son acidité à l'acide lactique, et ils fournissent de sérieux arguments pour repousser l'acide chlorhydrique : d'abord Lehmann a retiré de l'acide lactique du suc gastrique; M. Laborde, de son côté, a montré que le suc gastrique n'intervertit pas le sucre de canne, tandis qu'en l'additionnant d'une trace d'acide chlorhydrique il devient apte à cette interversion; MM. Béclard et Laborde montrèrent aussi que le suc gastrique, en présence du sulfate d'aniline et du bioxyde de plomb, ne change pas de couleur, tandis qu'en l'additionnant d'une goutte d'acide chlorhydrique, une belle coloration acajou prend naissance. Nous-même avons distillé avec précaution du suc gastrique humain sur un bain de chlorure de calcium; la distillation a été poussée jusqu'au boursouflement du résidu, la liqueur recueillie et essayée à l'aide d'une liqueur titrée de nitrate d'argent, contenait des traces d'acide chlorhydrique équivalant à deux centigrammes par litre de suc gastrique. Cette quantité à peine appréciable pouvait être attribuée à l'action de l'acide lactique sur les chlorures.

Les expériences physiologiques ne dénotent pas davantage la présence de l'acide chlorhydrique minéral, car si vous prenez du chyme stomacal, à un moment quelconque de la digestion, et si vous l'exprimez, le suc gastrique chargé de peptone filtre aisément; une digestion artificielle opérée dans ce suc gastrique filtre également bien et il disparaît par exemple : pour 100 gr. de suc gastrique, 9 gr. albumine. Si vous prenez le même suc gastrique et que vous lui ajoutiez son volume d'eau chlorhydrique, les proportions de l'acide restant les mêmes, il disparaît cette fois 15 gr. d'albumine; mais la filtration est matériellement impossible. Si, enfin, vous faites une digestion dans le même suc gastrique, dont vous avez doublé l'acidité à l'aide de l'acide chlorhydrique, la dissolution de l'albumine ne semble plus devoir rencontrer de limite; mais il ne faut plus penser à filtrer la liqueur, et si l'on vient à neutraliser le milieu, il prend l'aspect de l'humeur vitrée de l'œil; c'est une gelée transparente; ce n'est plus une peptone.

D'autres physiologistes, Prout et Schmidt entre autres, s'efforcèrent de prouver que l'acide libre était de l'acide chlorhydrique ; M. Richet, utilisant avec une merveilleuse sagacité le cas de Marcelin R..., opéré heureusement de gastrotomie par M. le professeur Verneuil, étudia le suc gastrique à tous les temps de la digestion et conclut à la présence de l'acide chlorhydrique dans le suc gastrique : si, dit-il, on vient à doser tout le chlore libre ou combiné dans un litre de suc gastrique et qu'on vienne à soustraire du chlore total le poids de celui qui servirait à saturer toutes les bases qu'on y rencontre, on s'aperçoit que le chlore qui reste libre, et qui ne peut être qu'à l'état d'acide, constitue les trois quarts de l'acidité du suc gastrique.

Citant les travaux de ses contradicteurs, il en reconnaît l'exactitude, mais il n'admet pas que les expérimentateurs puissent en déduire que l'acide chlorhydrique n'est pas la cause de l'acidité du suc gastrique. Poursuivant ses recherches, il laisse de côté les procédés chimiques énergiques qui peuvent altérer les combinaisons naturelles du suc gastrique, et emprunte à M. Berthelot la méthode des coefficients de partage qui repose sur ce fait :

Toutes les fois qu'une solution acide est agitée avec son volume d'éther, l'acide se partage entre les deux liquides, s'il est organique, et reste à peu près complètement dans l'eau s'il est minéral.

Cette méthode fit surgir un nouveau problème : le coefficient de partage du suc gastrique était 217 et celui de l'acide chlorhydrique pur est supérieur à 500 ; l'acide chlorhydrique n'était-il donc pas l'acide que les premières analyses avaient indiqué ? Après plusieurs tentatives, M. Richet fut amené à combiner l'acide minéral à la matière organique, à la membrane stomacale elle-même; il fit des expériences comparatives avec l'acide chlorhydrique ainsi modifié, et parvint à démontrer que l'acide chlorhydrique, ainsi combiné aux substances contenues dans la muqueuse stomacale, à la Leucine suivant lui, a le même coefficient de partage que le suc gastrique; que, comme ce dernier, il n'agit plus sur le sucre de canne ou l'amidon et qu'il ne détermine plus de coloration avec le sulfate d'aniline. Il en conclut donc que, dans le suc gastrique pur, l'acide chlorhydrique est combiné à des substances organiques et particulièrement à la Leucine, qu'il en a isolée; que ces substances lui font perdre une partie de ses propriétés et modèrent, pour ainsi dire, l'action de l'acide minéral.

Si le suc gastrique pur doit son acidité au chlorhydrate de Leucine, il n'en est plus ainsi lorsqu'il est mélangé aux aliments; les acides organiques le remplacent presque toujours complètement. Dans deux analyses sur le suc gastrique mixte, M. Richet, admettant que toutes les bases étaient saturées par le chlore, a trouvé que, dans un cas, le chlore total ne suffisait plus à neutraliser toutes les bases, et, dans le second, que le chlore libre ne constituait plus que le quart de l'acidité totale : on devait s'y attendre. M. Berthelot a démontré, en effet, que lorsqu'un sel à acide organique et un acide minéral sont en présence, ce dernier s'empare toujours de la base et s'efface, tandis que la totalité de l'acide organique est mise en liberté. Si nous prenons, par exemple, du suc gastrique pur, et si nous l'agitons avec du lactate de soude, le coefficient de partage n'est plus celui du chlorhydrate de Leucine 217, mais bien 10, coefficient de l'acide lactique; l'échange d'acide a été complet. Il suffit donc qu'il arrive dans l'estomac des lactates, des malates, des acétates, des tartrates, etc. pour que l'acide chlorhydrique s'em pare de la base de ces sels, et mette en liberté les acides lactique, malique, acétique et tartrique. Supposons qu'on prenne de la viande ; les lactates, sarcolactates de la chair musculaire sont décomposés, l'acide chlorhydrique ne tarde pas à diminuer à mesure qu'il déplace l'acide sarcolactique que l'on rencontre dans le tissu musculaire ; la même réaction aura lieu avec les os : du phosphate acide de chaux prendra naissance ; l'acide malique sera mis en liberté dans les fruits, l'acide tartrique dans le vin, etc., en sorte que, pendant la digestion il se formera, aux dépens de l'acide chlorhydrique, des acides organiques nombreux, en dehors de toute fermentation, par le seul fait d'une combinaison chimique.

M. Richet dit encore : « Quand on vient à comparer l'acidité du liquide gastrique mixte, au moment où il sort de l'estomac, à l'acidité de ce liquide après qu'on l'a chauffé dans une étuve à 40°, on voit que l'acidité du liquide a augmenté dans une proportion considérable, et si l'on représente par 100 l'acide primitif, il s'est formé 22,70; 31, etc. d'acides organiques, suivant les aliments absorbés. Avec le lait, les différences sont encore plus prononcées, à tel point que quelques gouttes de lait, dans un suc gastrique très-abondant et très-acide, feront au bout de deux heures un liquide à peine plus acide qu'une masse considérable de lait avec quelques gouttes de suc gastrique. (1) »

Nous avons répété ces expériences à l'aide du suc gastrique mixte de lapin, obtenu à différentes heures

1. Loc. cit. p. 99 et 100.

de la digestion. La nourriture de ces lapins avait été semblable ; ils avaient été sacrifiés dans le courant d'un mois; chez aucun d'eux, la digestion duodénale n'était commencée.

Les expériences furent laissées deux heures à l'étuve à 40°; les résultats sont rapportés à 1000 grammes de chyme mixte :

DATES	LAPINS	TEMPS de l'ingestion.	POIDS DE L'ACIDE exprimé en HCl. par litre.	POIDS DE L'ACIDE après 2 h. d'étuve.	AUGMENTATION de l'acidité.
6 sept. 1879	2	2 h. 1/2	1 65	2 316	40 0/0
12 —	2	4 1/2	1 809	2 344	29 5 0/0
18 —	2	4 1/2	1 996	2 48	26 0/0
26 —	2	7 1/2	2 951	2 951	9
30 —	2	7 1/2	2 98	2 98	0

Ces expériences nous montrent bien que la fermentation des aliments se fait aussi bien dans l'estomac que dans les expériences (in vitro); elles semblent indiquer que ce phénomène commence dès le début de l'ingestion. En effet, après deux heures et demie, l'acidité s'élève en deux heures de 40 p. 100 de l'acidité totale ; après quatre heures et demie d'ingestion, une partie de la fermentation a déjà eu lieu dans l'estomac, et l'acidité développée ultérieurement n'est plus que de 27 p. 100 en moyenne; après sept heures et demie d'ingestion, le chyme mis à l'étuve ne s'acidifie plus, la fermentation s'est achevée dans l'estomac, le chyme continue à s'élaborer et son acidité maximum, chez le lapin, parait être équivalente à 3 grammes de HCl par litre.

Ces observations, ces expériences permettent de conclure :

1° *L'acide du suc gastrique pur est l'acide chlorhydrique atténué dans ses effets par une base faible qu'il rencontre dans la muqueuse stomacale, la leucine, selon M. Richet.*

2° *Cette combinaison chlorée, dans les digestions artificielles, ne peut être judicieusement remplacée par l'acide minéral qui exagère les digestions, entrave la peptonisation, et ne permet pas de doser le pouvoir de la pepsine.*

3° *L'étude sur l'action du suc pancréatique, au sein du suc gastrique, doit se passer au milieu du suc gastrique obtenu sur l'homme une demi-heure après l'ingestion des aliments.*

Avant d'aller plus loin, l'expérimentateur se trouve en présence d'un autre problème : quelle est, aux différentes périodes de la digestion, l'acidité du liquide mixte : suc gastrique, boissons et aliments chymifiés contenus dans l'estomac ? Le travail de M. Richet nous fournit encore dans cette occurrence des documents précieux. Il mit à profit le cas exceptionnel de fistule gastrique qu'il lui était permis d'examiner, et étudia l'acidité de l'estomac dans presque toutes les circonstances physiologiques qui peuvent le modifier : absence d'aliments, aliments féculents, sucrés, albuminoïdes, avec ingestion d'eau, de liquides alcalins ou acides, etc.; après 70 expériences, il conclut en disant :

1° L'acidité du suc gastrique pur est 1,7 ; 2,1 ; 0,9 ; 0,8 ; en moyenne 1,3.

2° L'acidité du suc gastrique mélangé aux aliments est 1,5 ; 1,7 ; 1,8 ; 2,1 ; 2,2 ; en moyenne 1,7 ; l'acidité tend à augmenter légèrement à la fin de la digestion.

Nos expériences personnelles, faites à différentes époques sur nous-même, dans le dessein d'étudier l'action du suc pancréatique au milieu du suc gastrique mixte, nous ont donné des résultats analogues.

La première colonne du tableau ci-après indique

DATES.	ALIMENTS INGÉRÉS.	MOMENT de la digestion.	ACIDITÉ du chyme pour 1,000 gr. ac. HCl.	OBSERVATIONS.
I° 1871.	Soupe, pain, viande, légumes et vin.	3 h.	2 gr. 18	Obtenu le chyme pesant 1 kil. à l'aide de l'ipéca.
II° 25 déc. 1873.	Pain, viande blanche, chicorée cuite, salade, gâteau 500gr vin, 125 eau.	4 h.	2 gr. 23	Obtenu 770 gr. chyme de consistance pultacée à l'aide de l'ipéca.
III° 20 janv. 1874.	200 gr. beefsteak cuit, 325 eau.. .	3 h. 1/2	2 gr.	Obtenu 280 gr. chyme presque liquide, la viande avait apporté 0,44 acides libres.
IV° 30 mars 1874.	50 gr. sinapis alba, 20 gr. d'eau.	1 h. 20	1 47	Obtenu, toutes déductions faites, 320 gr. suc gastr. à peu près pur; à l'aide de l'extrait d'ipéca.
V° 4 sept. 1879..	50 gr. sinapis alba, 20 gr. d'eau.	2 h.	0.276	Employé cette fois de l'émétique, la bile a reflué dans l'estomac, le 1er liquide est à peine acide les 3 ou 4 suivants sont alcalins.
VI° 8 oct. 1879. .	50 gr. rillettes de Tours.	1 h. 20	0.8278	Obtenu à l'aide de l'extrait d'ipéca, 200 gr. de suc gastrique.

l'année de l'expérience; la deuxième, les aliments ingérés; la troisième, le temps qui s'est écoulé entre le moment où les aliments ont été ingérés et celui où ils ont été examinés; la quatrième colonne indique quelle est l'acidité du liquide gastrique, cette acidité pour 1000 de suc gastrique est rapportée en poids à l'acide chlorhydrique; la cinquième colonne est réservée aux observations qu'ont occasionnées les expériences.

Ces expériences confirment celles de M. Richet. Dans les trois premières, la moyenne de l'acidité est de 2,1, mais il est bon d'observer que c'est toujours le chyme mixte que nous avons obtenu. On peut remarquer aussi que, quelles que soient l'alimentation et les boissons, l'acidité du chyme mixte tend à se maintenir vers l'équivalence de 2 gr. acide chlorhydrique par litre. C'est ce degré d'acidité que nous adopterons pour nos milieux de digestions artificielles. L'expérience V nous montre, bien involontairement, quelle source d'alcalinité se trouve dans la bile qui a suffi, et au delà, à neutraliser le suc gastrique sécrété.

III

Digestions artificielles du suc pancréatique dans le suc gastrique pur et le suc mixte.

Pour étudier scientifiquement la digestion, il faut s'appuyer sur des expériences comparatives et ne pas prendre au hasard l'objet de la digestion. Les aliments cuits doivent être employés de préférence, autrement l'albumine qu'ils contiennent passerait, peu ou point modifiée, à travers le filtre, et donnerait ainsi lieu à des appréciations erronées. La fibrine crue doit être rejetée, car jamais elle n'entre dans l'alimentation; d'ailleurs, elle se dissout sous l'influence de l'acide chlorhydrique seul. *Le suc pancréatique desséché en dissout pour son compte plus de 120 fois son poids;* mais la peptone ainsi obtenue est loin d'être pure et, si on la chauffe vers 100°, elle se coagule comme un blanc d'œuf. Le tissu musculaire cuit peut être employé, mais à raison de l'inégalité de distribution des aponévroses et de la graisse, il faut le rejeter aussi lorsqu'il s'agit d'expériences comparatives. L'albumine cuite, sensiblement identique à elle-même, est certainement le corps le mieux approprié pour les expériences rigoureuses; c'est donc elle que nous adopterons. Suivant les indications naturelles, nous emploierons des liqueurs titrées d'acide chlorhydrique minéral, de chlorhydrate organique, dont nous donnerons plus loin la composition, et d'acide lactique ; 40^{cc} de ces liqueurs équivalent à 2 gr. acide chlorhydrique gazeux, c'est-à-dire à un litre de suc gastrique, et sont exactement neutralisées par 80^{cc} de liqueur alcaline contenant 27,40 de soude caustique pure par litre.

Le suc pancréatique, nous l'avons dit dès le début, aime à trouver les matériaux bien désagrégés et le travail largement préparé; sa place dans le tube intestinal indique ses préférences. Il s'attaque particulièrement aux fibrilles musculaires, laissant le sarcolemme sensiblement intact, ce qui explique la légèreté du résidu volumineux qu'il laisse derrière lui, et le besoin qu'il éprouve de se trouver en présence d'aliments extrêmement divisés. Si on examine au microscope, et dans la glycérine, les fibres musculaires à demi chymifiées, préalablement colorées avec le picro-carminate d'ammoniaque et lavées ensuite, on remarque que le sarcolemme est resté intact et, dans son intérieur, la substance musculaire est dissoute avec des traînées de substance non dissoute, se colorant par le picro-carminate avec des stries caractéristiques.

Lorsque l'albumine a été pulpée, jusqu'à dix fois de suite, à travers un tamis de laiton très-fin, la digestion est complète en huit heures.

La liquéfaction de l'amidon, transformé en empois, est instantanée; la saccharification est complète en six heures.

La rapidité de l'action du suc pancréatique sur la graisse dépend de la division extrême, c'est-à-dire de l'état émulsif des matières grasses. Dans la crainte de n'avoir pas, du jour au lendemain, un suc pancréatique comparable à lui-même, nous nous sommes servi dans nos expériences de la glande pancréatique dégraissée, desséchée avec soin et pulvérisée; chaque gramme de cette pancréatine contient 0,35 de matières insolubles.

Pour avoir un criterium et un terme de comparaison dans le cours de cette étude, nous avons institué des expériences pour répondre aux questions suivantes :

1° Quel est le résidu sec que laisse l'albumine lavée?

2° Quelle est la valeur du résidu albuminoïde irréductible par la pancréatine?

3° Quel poids d'albumine, la pancréatine employée épuise-t-elle.

Les expériences ont duré huit heures.

PANCRÉATINE	EAU	SOLUTION d'acide lactique.	ALBUMINE	RÉSIDU SEC
0	20	0.05	2.5	0.295
0.50	20	0.05	2.5	0.043
0.50	30	0.35	2.5×9	0.043×9

Ces trois expériences nous montrent :

1° que 2 gr. 5 d'albumine lavée laissent un résidu sec = 0,295 ;

2° que la pancréatine en excès, agissant sur 2 gr. 5 d'albumine, laisse une partie irréductible égale à 0,043 ;

3° que la pancréatine employée peut épuiser complètement 45 fois son poids d'albumine dont elle transforme 38,50 en peptone incoagulable par la chaleur et l'acide nitrique. Ces expériences se passent dans un milieu à peine acide ; si l'on veut éviter toute altération, il faut, dans les deux dernières, ajouter 0g,20 0/0 de lactate de soude et agiter souvent pendant les huit heures de digestion passées à l'étuve à 40° ; enfin si l'on veut s'éviter de diviser aussi profondément l'albumine, le milieu doit être additionné de 20 0/0 de glycérine et la digestion doit se prolonger 24 heures. La question qui se présente tout aussitôt à l'esprit est la suivante : la pancréatine, comme la salive, peut-elle impunément se trouver mêlée au suc gastrique pur et au suc gastrique mixte ? Retrouve-t-elle ensuite tout son pouvoir dans le duodénum ? Voyons où en est la question.

Corvisart, en 1856, fit des expériences très-remarquables sur l'action du suc pancréatique, et, après avoir démontré son énergie, il se demanda ce qui arriverait si le suc gastrique se trouvait mêlé au suc pancréatique en parties égales. Il vit que, dans ces circonstances, le suc pancréatique perdait beaucoup de son énergie ; il vit de plus que, si on l'additionnait de 4 à 5 fois son volume de suc gastrique, le pouvoir digestif du milieu n'était plus même égal à celui qu'il aurait été, si le suc gastrique eût été seul en présence de l'albumine. Il ne se rendit pas un compte exact de ce phénomène et l'attribua à une antipathie entre les deux ferments. L'interprétation véritable, nous allons le démontrer, est la suivante : *Le suc pancréatique, additionné de son poids de suc gastrique, a une acidité telle que son pouvoir digestif tombe de moitié ; d'autre part, le suc gastrique dilué perd de son acidité relative et agit mal aussi ; le volume du suc gastrique est-il quadruplé, quintuplé : le suc pancréatique est paralysé, il n'agit plus ; le suc gastrique lui-même, voyant son acidité abaissée par un volume de suc pancréatique neutre ou alcalin, perd de son activité.*

Vers la même époque, Cl. Bernard découvrit cette propriété remarquable du suc pancréatique, qui consiste à émulsionner les corps gras et à les dédoubler ; sans attacher à la digestion de l'albumine, par le suc pancréatique, toute l'importance qu'elle méritait, il montra que cette action n'avait lieu qu'en présence de la bile. L'explication de ce phénomène est simple : *la digestion pancréatique dans le suc gastrique ne marche pas d'une manière satisfaisante, mais vient-on à y ajouter une source d'alcali quelconque, la bile, par exemple, l'acidité du milieu s'abaisse, disparaît même complètement et la digestion marche très-bien.*

IV

Action de la pancréatine au sein du suc gastrique neutre.

Avant d'aborder le problème de l'action du suc gastrique sur la pancréatine, nous devons d'abord nous assurer que le ferment du suc gastrique, autrement dit la pepsine, n'agit pas sur la pancréatine. Dans toutes les expériences qui vont suivre, pour ne pas fatiguer l'attention du lecteur, nous ne ferons pas passer sous ses yeux les rectifications qui ont été faites suivant les circonstances. Pour estimer l'albumine peptonisée, nous avons toujours établi des expériences parallèles, où l'albumine était mise dans les mêmes conditions expérimentales, la pancréatine seule étant omise ; nous avons toujours défalqué des résidus 0,35 pour 1 gr. pancréatine employée. L'expérience I donne l'activité du suc gastrique ; l'expérience II montre l'inertie complète du suc gastrique neutre ; les expériences III et IV sont destinées à montrer que dans le suc gastrique neutre, la digestion pancréatique marche aussi bien que dans l'eau simple.

	Pancréatine.	SUC gastrique acide.	SUC gastrique neutre.	EAU.	ALBUMINE.	LIQUEUR de chlorhydrate organique.	ALBUMINE peptonisée.
I	»	30	»	»	11	0.5	2 80
II	»	»	30	»	11	»	0
III	0.25	»	30	»	11	0 15	9.50
IV	0 25	»	»	30	11	0.15	9.50

Ces expériences nous permettent de conclure :

1° *La pancréatine dans le suc gastrique neutre se comporte absolument comme dans l'eau simple* (exp. III et IV).

2° *Le suc gastrique* (exp. II) *par* 100[cc], *digère en moyenne 9 gr. albumine; s'il a été préalablement neutralisé, il ne digère rien du tout.*

V

Action de la pancréatine au sein du suc gastrique pur et au sein du suc gastrique mixte.

Nous voici arrivé aux expériences qui nous permettront de confirmer nos déductions antérieures. Le praticien se demande si la pancréatine peut séjourner dans l'estomac et retrouver son action dans le duodénum et ne s'intéresse à cette étude qu'autant que les expériences se passent au sein du suc gastrique mixte; mais le physiologiste et l'expérimentateur voudront aller plus loin. Nous étudierons donc l'action de la pancréatine au sein du suc gastrique pur et au sein de l'eau chlorhydrique; nous vérifierons les travaux de M. Richet, nous rendrons évidente cette permutation de l'acide du milieu sous l'influence des aliments; nous verrons enfin qu'on ne doit pas s'appuyer sur des expériences faites au sein de l'eau chlorhydrique et qu'il faut au préalable transformer cet acide en chlorhydrate organique.

Dans le dessein de démontrer que la pancréatine peut séjourner au milieu du chyme et retrouver toute son activité dans l'intestin grêle, nous avons institué les expériences suivantes :

L'exp. I donne l'acidité de la pancréatine dans les conditions normales; l'exp. II, son activité dans le suc gastrique pur; l'exp. III, son activité dans le suc gastrique pur saturé après 2 heures passées à l'étuve à 40°; l'exp. IV, donne l'activité de la pancréatine dans le suc gastrique mixte; l'exp. V, son activité dans le suc gastrique mixte, saturé après 2 heures passées à l'étuve à 40°

Nota : Nous avons tenu compte de la digestion due au suc gastrique dans les différentes conditions expérimentales; 100^{cc} suc gastrique pur peptonisaient 10 gr.

d'albumine dans l'exp. II; 5,50 dans l'exp. III; 6 dans l'exp. IV et 3 gr. 25 dans l'exp. V.

OBSERVATIONS.	PANCRÉATINE.	ALBUMINE employée.	LIQUEUR de chlorhydrate organique pour acidifier.	LIQUEUR ALCALINE servant à neutraliser après 2 h. d'étuve.	SUC GASTRIQUE pur titrant 1.5 HCl 00/00.	SUC GASTRIQUE mixte titrant 2 HCl 00/00.	ALBUMINE peptonisée.
I dans 25^{cc} d'eau. . .	0.34	15	0.25	»	»	»	13.»»
II dans suc pur.. . . .	0.34	15	0.85	»	25	»	2.04
III suc pur saturé après 2 heures..	0.34	15	0.85	3^{cc},1	25	»	6.80
IV suc mixte..	0.34	15	0.85	»	»	25	2.70
V suc mixte saturé après 2 heures.. .	0.34	15	0.85	3^{cc},1	»	25	12.75

D'où les conclusions suivantes :

1° *La pancréatine peut séjourner au milieu du chyme mixte et retrouver toute son activité dans l'intestin grêle* (exp. I et V).

2° *La pancréatine peut être regardée comme un réactif très-sensible qui permet de vérifier physiologiquement la différence dans la nature de l'acidité du suc gastrique pur et du suc mixte, car dans le second cas elle peptonise* 2 *fois plus d'albumine soit* 38 *fois son poids.*

Si les expériences II et III avaient été faites dans de l'eau chlorhydrique, les résultats n'eussent pas été les mêmes; nous aurions vu la digestion baisser, quoique l'acidité du milieu eût été équivalente.

Nous avons admis, d'après M. Richet, que l'acide du suc gastrique est de l'acide chlorhydrique combiné à la leucine, qu'il rencontre dans la muqueuse stomacale; nous allons vérifier cette hypothèse, et la pancréatine nous servira de réactif dans nos expériences.

Pour obtenir notre chlorhydrate organique, nous prîmes 10 gr. de muqueuse stomacale desséchée, fournie par huit lapins ; elle fut pulvérisée avec soin et mise à macérer dans 50 gr. d'eau contenant 12 gr. acide chlorhydrique pur du commerce ; 48 heures plus tard la préparation fut passée et filtrée ; 40^{cc} de cette liqueur contenait 2 gr. acide chlorhydrique gazeux et répondaient à l'acidité d'un litre suc gastrique mixte. Il est bon de noter en passant que cette solution contenant 5 0/0 d'acide chlorhydrique n'a pas détruit complètement le ferment ; nous avons tenu compte de cette digestion supplémentaire dans l'évaluation des résultats. Pour le ferment pepsique nous employâmes la muqueuse stomacale du chat, desséchée et mise en poudre.

L'exp. I nous donnera l'action de la pepsine sous l'influence de l'acide chlorhydrique ;

L'exp. II, l'action de la pepsine sous l'influence du chlorhydrate organique ;

L'exp. III, l'action du suc gastrique pur de l'homme ;

L'exp. IV, l'action de la pancréatine lorsqu'elle a passé 2 heures dans le milieu chlorhydrique minéral ;

L'exp. V, l'action de la pancréatine lorsqu'elle a passé deux heures dans le chlorhydrate organique.

OBSERVATIONS.	EAU.	LIQUEUR chlorhydrique minérale.	LIQUEUR chlorhydrat. organiq.	ALBUMINE EMPLOYÉE.	Liq. alcaline pour neutraliser après 2 h.	ALBUMINE DIGÉRÉE.	OBSERVATIONS.
I. 0.25 pepsine chat.	30	1.8	»	10	»	3.80	Filtration impossible.
II. 0.25 pepsine chat.	30	»	1.8	10	»	3 »	» aisée.
III. 30^{cc} suc gastrique.	»	»	0.5	10	»	2.80	» aisée.
IV. 0.25 pancréatine.	30	1.8	»	10	3.2	2.50	» aisée.
V. 0.25 pancréatine.	30	»	1.8	10	3.2	4.50	» aisée.

En comparant les exp. I et II, IV et V nous pouvons en conclure :

1° *L'acide chlorhydrique minéral n'est pas l'acide du suc gastrique, puisqu'il rend la filtration impossible (il faut neutraliser les liqueurs pour obtenir la filtration).*

2° *Selon toute apparence, l'acide chlorhydrique est combiné à une base faible, la leucine, par exemple, que M. Richet a isolée de la muqueuse stomacale. En effet, non-seulement le chlorhydrate organique en solution se comporte avec le sucre et l'amidon comme le suc gastrique lui-même, mais encore il régularise les digestions pepsiques et, en sa présence, la pancréatine se comporte comme dans le suc gastrique pur.*

L'acide du suc gastrique pur change complètement sous l'influence des aliments ingérés. Les travaux de M. Richet que nous avons répétés, montrent déjà que le mélange des aliments au suc gastrique donne naisssance à des acides organiques qui s'élèvent à 40 et à 70 0[0 de l'acidité totale. Les expériences de M. Berthelot ont démontré que l'acide chlorhydrique met en liberté les acides organiques, lactique, sarcolactique, tartrique, acétique, etc. et se combine avec leurs bases. Nos travaux nous ont appris que la pancréatine redoute les acides minéraux; en effet, elle peptonise 10 gr. d'albumine dans l'eau chlorhydrique neutralisée après 2 h., et 38 fois son poids d'albumine en présence du suc gastrique mixte, dans les mêmes conditions expérimentales. Ces expériences nous conduisent à penser que le suc gastrique mixte ne contient plus que des acides organiques qui ont remplacé l'acide chlorhydrique, combiné à leurs bases. Nous allons le démontrer physiologiquement : Si nous prenons 20 gr. d'albumine et si nous les plongeons dans 20 gr. d'eau contenant 2 gr. d'acide chlorhydrique par litre, que va-t-il se passer? les lactates et phosphates du blanc d'œuf vont céder leurs bases à l'acide chlorhydrique, et l'acide lactique et les phosphates acides vont se trouver en liberté; ajoutons à ce mélange la pancréatine et, après 2 heures passées à l'étuve, neutralisons le milieu; la digestion marchera comme dans l'eau pure. Si, au contraire, l'albumine qui occasionne ce phénomène, est lavée avec soin, et qu'elle soit ensuite employée à une digestion artificielle, l'acide chlorhydrique se trouvera cette fois directement en présence de la pancréatine et, après 2 heures d'étuve, en dépit de la neutralisation ultérieure, la digestion sera à peu près nulle. Le réactif de cette métamorphose dans la composition de l'acidité du milieu sera la pancréatine.

L'expérience I est faite avec de l'albumine épuisée de ses sels.

L'expérience II, avec de l'albumine naturelle au sein de l'eau.

L'expérience III, avec l'albumine naturelle au sein du suc gastrique.

L'expérience IV sert de criterium et de terme de comparaison.

Expériences.	OBSERVATIONS.	SUC GASTRIQUE pur.	EAU.	CHLORHYDRATE organique.	1/4 d'heure après ajoutez pancréatine	Liqueur alcaline pour neutraliser après 2 h. d'étuve.	ALBUMINE peptonisée.
I	20 gr. albumine lavée.	»	20	1.9	0.50	3^{cc},2	11.25
II	20 gr. albumine naturelle. . .	»	20	1.9	0.50	3^{cc},2	18.50
III	20 gr. albumine naturelle. . .	20	»	0.83	0.50	3^{cc}	18.35
IV	20 gr. albumine naturelle. . .	»	20	0.3	0.50	»	19

Les conclusions que l'on peut tirer de ces expériences sont très-nettes :

1° *L'acide du suc gastrique, sous l'influence des aliments ingérés, n'est plus l'acide chlorhydrique, mais un ou plusieurs acides organiques ;*

2° *Si le suc gastrique pur, si l'eau chlorhydrique, sont additionnés d'albumine, c'est-à-dire si l'on crée des milieux comparables au suc gastrique mixte, la pancréatine après neutralisation, déploie la même activité que dans les conditions les plus favorables et peptonise 37 fois son poids d'albumine.*

VI

Saccharification de l'amidon par la pancréatine, après le séjour de celle-ci au milieu du chyme.

La pancréatine n'est pas une substance simple, elle contient trois ferments distincts que nous avons isolés. Ce travail a été l'objet d'un mémoire présenté à l'Institut par M. Dumas (1). Il est intéressant de savoir si le ferment qui saccharifie l'amidon *(amylopsine)* et le ferment qui dédouble la graisse *(stéapsine)* présentent la même élasticité et la même résistance que le ferment sur l'albumine *(myopsine)*, dont nous venons d'étudier les remarquables propriétés.

Si nous prenons une solution concentrée de pancréatine, et qu'à l'aide de l'acide acétique nous lui donnions une acidité 20 fois plus grande que celle du suc gastrique, il se fera aussitôt un précipité qui est actif sur l'amidon et sur la graisse, la liqueur filtrée le lendemain et précipitée par l'alcool, ne contient que de la *myopsine*. On le voit, les ferments sur l'amidon et sur la graisse peuvent séjourner pendant quelque temps dans un milieu 20 fois plus acide que le chyme, si l'acidité est causée par un acide organique, l'acide acétique, par exemple.

Dans la saccharification de l'amidon, les phénomènes causés par l'acidité variable des milieux sont comparables à ceux que nous avons observés dans l'action de la myopsine sur le blanc d'œuf; mais ils sont plus accentués encore, car l'albumine qui servait à démontrer l'action de la pancréatine dans les différents milieux, conspirait en faveur de cette dernière et métamorphosait plus ou moins complètement l'acidité du milieu.

Etudions l'action de la pancréatine sur l'amidon: Dans une première expérience mettons 40^{cc} eau con-

1. Comptes rendus, t. LXXXVI, p. 1450. — Voir appendice.

tenant 2 $^{00}/_{00}$ de chlorhydrate de leucine; dans une deuxième expérience, 40^{cc} suc gastrique pur; ajoutons à chacune d'elles 0.50 de pancréatine et après 2 h. passées à l'étuve, mettons dans ces milieux de l'amidon en empois : après 6 heures de digestion, la filtration est impossible, le pouvoir de l'*amylopsine* est complètement paralysé. Il n'en est déjà plus de même si, après 2 h. passées à l'étuve, on vient à saturer le milieu : de l'amidon soluble et de la dextrine prennent alors naissance, mais le résultat est bien plus remarquable encore si, quelques instants avant d'ajouter la pancréatine, on a eu le soin de mettre de l'albumine cuite et pulpée, l'acidité du milieu étant d'ailleurs maintenue à 2 gr. d'acide chlorhydrique par litre. Grâce à cet artifice qui ramène le milieu à l'équivalence du chyme stomacal, la pancréatine peut impunément séjourner dans ces milieux, et si, après deux heures d'étuve, on vient à saturer l'acidité et à ajouter de l'empois d'amidon, celui-ci est saccharifié en six heures. La série d'expériences suivantes rendra un compte exact de ces phénomènes.

L'exp. I, nous montre l'action de la pancréatine sur l'amidon dans un milieu normal;

L'exp. II, l'action de la pancréatine dans le suc gastrique mixte;

L'exp. III, son action dans le suc gastrique pur rendu semblable au chyme par l'addition de 20 gr. d'albumine;

L'exp. IV, son action dans l'eau chlorhydrique rendue comparable au chyme par l'addition de 20 gr. d'albumine;

L'exp. V, l'action de la pancréatine dans l'eau chlorhydrique.

Ces expériences ont été mises à l'étuve à 40°; elles ont été saturées 2 heures plus tard, et l'empois d'amidon y a été ajouté.

Expériences.	OBSERVATIONS.	ALBUMINE.	CHLORHYDRATE leuciné.	PANCRÉATINE.	LIQUEUR ALCALINE ajoutée après 2 heures d'étuve.	AMIDON en empois.	AMIDON DISPARU.
I	40^{cc} d'eau.	»	»	0.50	»	4	3 85 tout sucre.
II	40^{cc} suc gastrique mixte. . . .	»	»	0.50	3.20	4	3.20 tout sucre.
III	20^{cc} suc gastrique pur.	20	1.1	0.50	3.20	4	3.50 tout sucre.
IV	20^{cc} eau au chlor^{te} organique	20	1.9	0.50	3.20	4	3.40 tout sucre.
V	40^{cc} eau chlorhydrique. . .	»	»	0.50	3.20	4	0.7 dextrine et amidon soluble.

On le voit, la pancréatine, soit dans le suc gastrique mixte, soit en présence d'un chyme artificiel, peut, après 2 heures passées à l'étuve et la neutralisation des milieux, saccharifier sensiblement la même quantité d'amidon que dans l'eau pure. L'*amylopsine* peut donc impunément séjourner au milieu du chyme. Pour estimer l'amidon disparu, nous nous appuyons sur des expériences comparatives, où le même poids d'albumine se trouve, soit dans l'eau chlorhydrique, soit dans le suc gastrique pur, soit dans le suc mixte, en présence de la pancréatine.

La différence de poids entre deux expériences parallèles permet de calculer aisément le poids de l'amidon saccharifié. Celui-ci est bien saccharifié, car l'eau iodée n'y décèle aucune trace d'amidon soluble ou de dextrine, et par contre, la liqueur bleue y est abondamment réduite.

VII

Emulsion et dédoublement des corps gras par la pancréatine, après son séjour au milieu du chyme.

Il nous reste à étudier l'action que peut avoir la pancréatine sur les corps gras après qu'elle a séjourné deux heures au milieu du chyme.

Cette expérience, aussi concluante que les précédentes, est certainement plus délicate à réaliser à cause de l'impénétrabilité des corps gras et des difficultés qu'on éprouve à les émulsionner. La digestion au milieu de l'eau chlorhydrique ou du suc gastrique pur est nulle même après saturation; mais si l'on vient à ajouter, soit à l'eau chlorhydrique, soit au suc gastrique pur, une fois ou une fois et demie leur poids d'albumine d'œuf pulpée, l'acidité du milieu étant maintenue équivalente à 2 gr. d'acide chlorhydrique par litre, l'albumine métamorphose d'abord l'acidité du milieu, et fournit, après la saturation, un point d'appui pour diviser et émulsionner l'axonge. La digestion se fait à 25°; elle doit être prolongée au moins 48 heures. Les acides gras sont alors séparés à l'aide de l'éther, dont on se débarrasse par évaporation au bain-marie.

Un poids donné du corps gras est ajouté à de l'alcool coloré avec du curcuma, et les acides gras qu'il contient sont dosés avec une liqueur alcaline dont la valeur est connue. Si l'opération a été bien conduite, dix grammes d'acide gras ont pris naissance.

RÉSUMÉ

Si l'étude de l'action de la Pancréatine sur les aliments, après son passage dans le suc gastrique, présente quelque intérêt, c'est certainement à condition que cette étude ait pour objet les phénomènes qui se passent lorsqu'on met de la pancréatine au milieu du chyme stomacal. Il faut admettre, en effet, que l'on ne pensera jamais à administrer cet agent de la digestion à un estomac vide d'aliments, mais bien plutôt à un estomac qui peine sous le poids du chyme alimentaire.

Suivant cet ordre d'idée mettons 0,50 de pancréatine au milieu de 40^{cc} de suc gastrique mixte de l'homme et, après avoir laissé le tout 2 heures à l'étuve à 40°, saturons l'acidité du milieu et ajoutons 22 gr. d'albumine dans ces conditions, après 8 heures de digestion, la pancréatine aura peptonisé 38 fois son poids d'albumine comme dans les circonstances les plus favorables, une expérience témoin permettant d'évaluer séparément l'action du suc gastrique. Si, au lieu de prendre du suc gastrique mixte, on le crée artificiellement en ajoutant à 20 gr. d'eau chlorhydrique, ayant 2 fois l'acidité du chyme, 20 gr. d'albumine, qu'arrivera-t-il? l'acidité du milieu ne sera plus due à l'acide chlorhydrique, mais à l'acide lactique et au phosphorique, acides du blanc d'œuf, qui auront été mis en liberté; la pancréatine, en présence des acides organiques qui ont pris naissance, peut impunément séjourner deux heures à l'étuve et, si alors on vient à saturer le milieu, la digestion s'accélère et la pancréatine peptonise encore 38 fois son poids d'albumine.

Pour les mêmes motifs, l'étude de l'action de la pancréatine sur l'amidon doit être faite au sein du chyme mixte. Laissons à l'étuve pendant 2 heures 0,50 de pancréatine au sein de 40^{cc} de suc gastrique mixte de l'homme; saturons alors ce milieu, et ajoutons-y de l'empois d'amidon : il est dissous sur-le-champ et, après 6 heures de digestion, la pancréatine a saccharifié 7 fois son poids d'amidon, sensiblement autant que dans l'eau pure. Dans le suc gastrique pur, dans l'eau chlorhydrique, le résultat est le même si l'on a préalablement le soin de rendre ces milieux comparables au suc gastrique mixte en leur ajoutant un poids égal d'albumine, dans ces expériences l'acidité équivaut toujours à 2 gr. d'acide chlorhydrique par litre; en suivant les conditions habituelles de l'expérimentation, 7 gr. d'albumine sont saccharifiés en 6 heures. Enfin les résultats sont de même ordre si on étudie l'action de la pancréatine sur les graisses, après que le ferment a passé 2 h. au milieu du chyme.

CONCLUSIONS

Ces expériences multipliées sont la moyenne d'expériences plus nombreuses encore, elles nous conduisent aux conclusions suivantes :

1° *L'acide chlorhydrique, dans le suc gastrique, est combiné à une base organique qui en modère l'action et en change les propriétés ; il est donc nécessaire, pour étudier les digestions pepsique et pancréatique, de se servir d'une solution de chlorhydrate de leucine préparée avec la muqueuse stomacale. Sous cette influence la digestion pepsique est comparable à celle qui se passe dans l'estomac, elle n'est plus sans limite, elle peut être filtrée et on peut en évaluer les résidus.*

2° *L'acidité du suc gastrique mixte, après une demi-heure d'ingestion, n'est plus due au chlorhydrate de leucine, mais aux acides lactique, sarcolactique, tartrique, malique, etc. ; le meilleur réactif de cette transformation c'est la pancréatine, qui, après avoir séjourné deux heures dans le suc gastrique pur, ne touche pas sensiblement à l'amidon, après saturation du milieu ; tandis qu'elle en saccharifie sept fois son poids dans le suc gastrique mixte, après neutralisation.*

3° *Cette différence dans l'acidité du suc gastrique pur et du suc gastrique mixte est rendue plus mani-*

feste encore par des digestions artificielles sur les aliments azotés ; si l'albumine a été préalablement lavée à l'eau chlorhydrique, la pancréatine, après neutralisation du milieu, ne peptonise que 5 gr. d'albumine ; mais si l'albumine est mise directement dans l'eau, un chyme artificiel prend naissance et la pancréatine, après neutralisation, peptonise 38 gr. d'albumine.

La pancréatine ne subit donc aucune altération au milieu du chyme ; elle retrouve toute son activité dans le duodénum, et digère simultanément pour 1 gr. employé, 38 gr. d'albumine, 7 gr. 50 d'amidon, et 11 gr. d'axonge.

APPENDICE

La sécrétion pancréatique contient trois ferments distincts :

La MYOPSINE, l'AMYLOPSINE et la STÉAPSINE (1)

La glande pancréatique, dont les canaux déférents débouchent dans le duodénum, avait de bonne heure attiré l'attention des physiologistes : Éberlé, Tiedmann, Gmelin, Corvisart et d'autres encore, découvrirent les propriétés du suc pancréatique et signalèrent son action énergique sur l'albumine et l'amidon. Cl. Bernard, avec le coup d'œil du génie, insista sur son action toute spéciale sur les corps gras, qu'il dédouble en acides gras et en glycérine.

Le suc pancréatique jouit encore d'une propriété très-remarquable que nous allons signaler; il agit simultanément sur les aliments gras, amylacés et azotés ; il les attaque avec la même énergie que s'il les rencontrait séparément.

Cette remarque avec d'autres du même ordre, nous conduisirent à penser que la pancréatine n'était pas un corps simple, mais la résultante de trois ferments dis-

1. Mémoire présenté à l'Institut, par M. Dumas, dans sa séance du 10 juin 1878. Comptes rendus, t. LXXXVI, p. 1450.

tincts. Quelques observateurs l'ont soupçonné avant nous; M. Danilewski essaya même de le démontrer, mais il ne put parvenir à isoler ces ferments. Pour atteindre ce résultat, nous nous sommes basé sur les propriétés suivantes que nous avons reconnues à la pancréatine :

L'acide acétique concentré, ajouté à une solution de pancréatine, peut annihiler complètement son action sur l'amidon et sur la graisse, le ferment sur l'albunime reste seul dans la liqueur, les deux autres sont précipités.

L'alcool ajouté en différentes proportions, dans une même solution pancréatique, donne des précipités successifs qui ne sont pas identiques et où tendent à se localiser séparément les ferments sur l'amidon et la graisse, celui sur l'albumine les suit, mais se précipite, surtout lorsque le degré alcoolique s'élève.

Le suc pancréatique présente des particularités chez les différentes espèces d'animaux ; ainsi, tandis que son pouvoir sur l'albumine atteint son maximum chez l'omnivore, chez le ruminant au contraire, le bœuf, par exemple, il se rapproche de 0.

Ces propriétés générales étant connues on peut isoler ainsi qu'il suit les trois ferments que contient le suc pancréatique : Si l'on prend 100 grammes d'une solution filtrée contenant 15 grammes de suc pancréatique desséché d'un omnivore quelconque, et qu'on y ajoute 40 grammes d'acide acétique équivalant à 5 gr. 47 d'acide chlorhydrique gazeux, le milieu qui en résulte a une acidité comparable à vingt-sept fois l'acidité du suc gastrique mixte, il se fait un précipité abondant, la liqueur filtrée vingt-quatre heures plus tard et additionnée d'un excès d'alcool, donne un précipité soluble dans l'eau, digérant cent quatre fois son poids d'albumine cuite et ne touchant ni à l'amidon, ni à la graisse, nous l'appellerons *myopsine*. Ce ferment est absolument pur, il se présente *sous forme d'écailles brillantes, d'un beau grenat;* il est précipité par l'alcool et coagulé par la chaleur.

Les deux autres ferments s'isolent très-bien l'un de l'autre, mais ils sont, chacun en particulier, toujours accompagnés de traces de myopsine. Voici comment nous procédons pour les isoler : il faut d'abord se procurer des pancréas de bœuf, dont le pouvoir sur l'albumine se rapproche de 0. En effet, la pancréatine que l'on en retire digère seulement 3 grammes d'albumine, tandis qu'elle digère 17 grammes d'amidon et 15 grammes d'axonge.

Si donc nous prenons une solution concentrée et filtrée de pancréatine de bœuf et si nous l'additionnons d'alcool, de façon à ce que le milieu soit à 26° Gay-Lussac, il se fait un précipité qui, recueilli après vingt-quatre heures et lavé avec soin à l'alcool à 26°, agit sur la graisse dont il dédouble vingt-quatre fois son poids, mais son action sur l'amidon est nulle; c'est la *stéapsine* : elle se présente *sous la forme de paillettes brillantes et translucides;* elle est soluble dans l'eau, et précipitée par l'alcool faible.

Si nous prenons maintenant 100 grammes de macération de pancréas de bœuf et si nous y versons 15 gr. 71 d'acide acétique équivalant à 2 gr. 145 d'acide chlorhydrique gazeux, l'acidité de ce milieu est dix fois plus grande que celle du suc gastrique mixte; il se fait un précipité qu'il faut séparer sur-le-champ. Deux heures plus tard, la liqueur limpide est additionnée de 200 grammes d'alcool à 85° pour 100 gr. liqueur, ce qui porte le mélange à 60°; le précipité abondant qui se forme est recueilli et lavé, il constitue l'*amylopsine*. Celle-ci ne touche pas à la graisse, maïs elle saccharifie vingt-cinq fois son poids d'amidon: elle se présente *sous forme de paillettes brillantes de couleur citrine;* elle est soluble dans l'eau, précipitable par l'alcool et l'acide acétique fort, coagulable par la chaleur.

Ainsi donc, on le voit, le suc pancréatique doit ses propriétés sur l'amidon, la graisse et l'albumine, à trois corps distincts:

La *myopsine*, qui dissout l'albumine;

L'*amylopsine*, qui saccharifie l'amidon;

La *stéapsine*, qui dédouble la graisse.

Le pouvoir spécial et les propriétés distinctes de chacun de ces ferments rendent bien compte de la simultanéité d'action de la pancréatine sur les différents aliments.

TABLE DES MATIÈRES

PARIS. — IMP. V. GOUPY ET JOURDAN, 71, RUE DE RENNES.